AF466678

LE LUPUS

ET SON TRAITEMENT

AUX EAUX DE LA BOURBOULE

PAR

le Docteur A. DAUZAT

MÉDECIN-INSPECTEUR, OFFICIER D'ACADÉMIE

PARIS
IMPRIMERIE RAIMON ET ROUDHLOFF
5, AVENUE TRUDAINE ET 61, RUE RODIER

1889

LE LUPUS

ET SON TRAITEMENT

AUX EAUX DE LA BOURBOULE

Le lupus, sous toutes ses formes, dans toutes ses variétés, et quelle que soit sa nature, est justiciable des eaux de La Bourboule. Qu'il soit de nature scrofuleuse ou non, qu'il soit érythémateux ou tuberculeux, ulcéreux ou hypertrophique, il trouve toujours dans le traitement thermal un modificateur énergique et puissant.

Je donne l'eau minérale de toutes les façons : en boisson, en bains, en lotions, en douches, en pulvérisations, etc. Je dois toutefois ajouter qu'assez souvent — pas toujours — au traitement hydro-minéral, il convient d'associer un traitement externe, consistant, suivant les cas, en cautérisations, en raclages, ou bien en de simples ponctions, en incisions ou en scarifications ; grâce à ce traitement mixte il se fait un travail très actif de résorption interstitielle dans les plaques de lupus, les lésions disparaissent rapidement, et là où la maladie semblait devoir s'éterniser et même prendre le caractère phagédénique en envahissant de proche en proche, on est tout étonné, après une ou deux saisons de 25 à 30 jours, de la voir s'arrêter et s'acheminer vers une guérison complète. Il arrive parfois que le malade est très pusillanime, et qu'il ne se soumettrait jamais à la moindre opération de raclage ni même à la ponction la plus insignifiante ; alors, c'est uniquement au traitement thermal qu'est due la guérison ; c'est lui seul qui en fait tous les frais.

Je trouve consignés dans mes notes de nombreux cas de guérison du lupus. Les relater tous, serait, je pense, fastidieux pour le lecteur. Je citerai seulement quelques observations qui me paraissent concluantes, toutes les autres se rapportant plus ou moins directement à celles-ci :

Obs. I. — *Lupus tuberculeux et ulcéreux des ailes et du lobule du nez, et de la lèvre supérieure.*

M. X..., 39 ans, a toujours joui d'une excellente santé. Né d'un père âgé — 72 ans — et infirme, il n'a jamais eu dans son enfance ni dans sa jeunesse, la moindre manifestation scrofuleuse, pas d'antécédents syphilitiques non plus. Il s'est marié à l'âge de 28 ans, et est actuellement père de deux enfants bien portants. Il exerce une profession libérale et se livre pendant dix ou onze mois par an à un travail intellectuel absorbant, travaillant plusieurs heures chaque jour, et sortant rarement. Il y a dix ans, sans cause appréciable, après une partie de chasse, il ressentit tout à coup une légère douleur au niveau du sillon naso-labial du côté gauche ; le lendemain un gonflement assez considérable survint, et gagna bientôt toute la lèvre supérieure, une partie de la joue gauche et l'aile du nez correspondante ; les tissus étaient violacés, luisants et douloureux ; en même temps il y avait de la céphalalgie, un peu de fièvre, et la langue était saburrale. Un vomitif, la diète, des lotions émollientes, et quelques cataplasmes de fécule de pommes de terre amenèrent bientôt une détente. Mais dans les tissus atteints, la résolution ne fut ni franche ni complète ; et quelques jours après se manifestèrent quelques petites nodosités de la grosseur d'un grain de millet, disséminées dans toute la lèvre supérieure, et dans une partie de la joue gauche. Les applications de cataplasmes de fécule de pommes de terre furent continuées, mais sans résultats ; plus tard, on employa des lotions astringentes, mais également sans succès. Inquiet, le malade s'adressa à un médecin qui, jugeant sans doute l'affection de nature syphilitique, prescrivit un traitement hydrargyrique et ioduré. Ce traitement fut suivi ponctuellement pendant deux mois au moins ; l'insuccès fut complet, et le mal loin de s'arrêter, continua sa marche envahissante ; l'aile du nez du côté gauche d'abord, puis le lobule, puis l'autre aile, furent successivement atteints de tubercules. Ces petites tumeurs, au lieu de rester isolées, devinrent peu à peu confluentes, et s'étendirent en profondeur, gagnant les muqueuses nasale et labiale. Un grand nombre d'entre elles, après un temps plus ou moins long, finirent par s'ulcérer, et il s'écoula une sécrétion purulente fétide. Outre les préparations mercurielles et iodurées, M. X... prenait des reconstituants, des toniques, des amers : du quinquina sous toutes les formes, du fer, du phosphate de chaux, etc. Le traitement externe n'était pas négligé non plus : pommades au biiodure de mercure, à l'oxyde de zinc, lotions boratées ou phéniquées, enveloppement des parties malades au moyen du caoutchouc, etc. Malgré ces moyens divers, la maladie ne s'amendait guère, elle avait plutôt de la tendance à s'accroître ; M. X... était désespéré, se croyant un objet de répulsion pour sa famille et pour ses amis, il était hanté par des idées de suicide, lorsqu'il vint à la Bourboule au mois de juillet 1883.

Voici dans quel état je le trouvai :

Les deux ailes du nez et le lobule, la lèvre supérieure et une assez grande partie de la joue gauche avaient une teinte rougeâtre, érythémateuse, et étaient le siège d'une tuméfaction assez accentuée ; en saisissant entre le pouce et l'index la lèvre supérieure et la joue, on avait manifestement la sensation de nodosités ; dont les unes étaient très petites et isolées, les autres un peu plus volumineuses et confluentes ; la muqueuse de la lèvre et celle du nez présentaient de petites plaques recouvertes d'excoriations ou d'un enduit grisâtre ; sur la peau il existait quelques cicatrices, assez semblables à celles de la variole : c'était la place occupée primitivement par des tubercules qui étaient tombés en régression dont les éléments s'étaient résorbés ; sur d'autres points se trouvaient de petites ulcérations arrondies, à bords rouges, mous et granuleux, très peu douloureuses, d'où s'écoulait un pus d'une odeur repoussante (caractères faisant éliminer l'idée de syphilis) ; pas d'adénite sous maxillaire, ni d'engorgement de la parotide. L'appétit était assez bien conservé ; le malade nous dit avoir un peu maigri ; mais en somme l'état général était assez satisfaisant.

Nous avions affaire à un lupus *érythématho-tuberculeux et hypertrophique*, existant depuis quelques années, dont la marche avait été en réalité peu envahissante, mais qui cependant présentait une ténacité toute particulière, puisqu'il n'avait presque pas été modifié par toutes les médications internes ou externes déjà mises en usage. Je relevai autant que possible le moral du malade ; et, lui ayant fait entrevoir une guérison probable après quelques saisons passées à La Bourboule, je le soumis le jour même de son arrivée au traitement thermal.

Prescription : Deux verres d'eau de La Bourboule pris en quatre fois : deux demi-verres le matin et deux demi-verres le soir, à une heure d'intervalle l'un de l'autre ; pulvérisation sur la face pendant une demi-heure tous les jours, et enfin, comme excitant et révulsif, une douche écossaise de deux minutes de durée. Tout alla bien d'abord ; vers le 7e jour, il y eut un léger embarras gastrique, qui céda facilement à un émétocathartique et n'obligea pas le malade à interrompre la cure. L'eau de La Bourboule en boisson fut successivement portée à la dose de trois et quatre verres par jour. Néanmoins, après une quinzaine de jours de ce traitement, l'amélioration étant encore peu sensible et n'arrivant pas assez vite à mon gré, j'engageai le malade à se laisser pratiquer quelques scarifications linéaires dans les tubercules confluents. Je scarifiai la lèvre supérieure et une partie du nez dans la première séance ; mais la douleur avait été tellement vive que M. X... ne voulut plus, malgré mes instances, se soumettre à ce traitement mécanique. A partir de ce moment, je remplaçai la pulvérisation ordinaire au tamis par une douche filiforme sur le visage, et je cautérisai chaque jour les tubercules ou les ulcérations au moyen du crayon de nitrate d'argent. Comme le dit le professeur Kaposi, de Vienne, « ce crayon a assez de résistance pour pénétrer dans chaque tubercule, et joint ainsi l'action mécanique à l'effet caustique ; avec lui, on peut aussi bien détruire les grosses nodosités du lupus turgescent que les infiltrations superficielles, et cela aussi facilement qu'avec la curette. Non-seulement on arrive ainsi à détruire mécaniquement les vaisseaux des bords et du fond de la plaque, mais encore à les oblitérer par thrombose ». Ce traitement fut continué pendant 15 jours, et un mois après son arrivée, le malade repartait de La Bourboule, sinon complètement guéri, du moins en bonne voie de guérison : les ulcérations étaient à peu près toutes cicatrisées ; l'odeur fétide qui incommodait tant le malade avait presque entièrement disparu ; les muqueuses avaient repris leur coloration normale ; le nombre des tubercules avait sensiblement diminué, en laissant une cicatrice à la place ; l'appétit était excellent, l'état général très bon, et l'augmentation de poids de 2 kilogr. 500. Je conseillai à M.X... de faire une autre saison l'année suivante ; mais pour conserver pendant toute une année l'amélioration produite, je lui prescrivis l'usage de l'eau de La Bourboule en boisson à la dose de deux verres par jour, pendant les mois d'octobre, de décembre, de février, d'avril et de juin ; et dans l'intervalle, l'usage de l'iodoforme, à raison de 0 gr.25 en 24 heures.

M. X... revint à La Bourboule en juillet 1884. L'amélioration obtenue l'année précédente s'était maintenue ; les tubercules lupeux ne s'étaient plus ulcérés, les muqueuses étaient restées intactes, l'affection n'avait fait aucun progrès en surface, ni en profondeur, et l'état général était aussi bon que possible.

Le même traitement fut repris : Eau minérale en boisson, à la dose de trois verres par jour ; pulvérisation matin et soir ; douche écossaise ; cautérisation tous les deux jours au moyen du crayon de nitrate d'argent dans les nodosités du lupus. Le malade quitte La Bourboule un mois après. Il était complètement guéri ; la couleur de la peau était revenue à l'état normal ; tous les tubercules s'étaient résorbés ; le travail de cicatrisation était complet.

Pendant l'hiver qui suivit, l'eau de La Bourboule et l'iodoforme furent pris suivant les indications que j'avais données en 1883. Depuis, M. X... n'est plus revenu à La Bourboule, et il n'y a pas eu de récidive.

Obs. II — *Lupus ulcéreux, serpigineux, des deux joues et du cou.*

M. S.... 45 ans, cultivateur, habitant le département de la Haute-Loire; tempérament lymphatique; se souvient d'avoir eu dans son enfance des croûtes sur la tête et sur la face (Eczéma impétigineux, et peut-être une première atteinte de lupus); plus tard, des ophthalmies. Depuis l'époque de la puberté, toutes ces affections ont disparu; et, il y a trois ans seulement, S... s'est aperçu par hasard de l'existence d'une tache de la dimension d'une lentille, rouge, recouverte d'une « écaille », et ayant son siège à la partie moyenne de la joue gauche. Il ne fit aucun traitement; cette tache persista pendant quelques mois, puis disparut, laissant à sa place une petite cicatrice. Mais bientôt d'autres taches semblables se développèrent sur plusieurs points à la fois; et en même temps des petites tumeurs de la grosseur d'une tête d'épingle se montrèrent çà et là dans toute l'étendue des deux joues, surtout à gauche. Le médecin que le malade consulta alors ordonna du vin de quinquina et de l'huile de foie de morue. Les taches et les nodosités restèrent dans le même état pendant une quinzaine de mois; la peau était rougeâtre; puis tout à coup la lésion gagna en étendue et atteignit le cou; les tubercules s'ulcérèrent; malgré l'emploi de divers topiques, le mal faisait des progrès assez rapides; et son médecin envoya enfin S .. à La Bourboule au commencement du mois de septembre 1884.

Etat actuel : Sur les joues et sur le cou se trouvent disséminés quelques petits îlots rougeâtres cicatriciels; à la périphérie de ces îlots, des groupes de tubercules, les uns intacts, les autres ulcérés. L'ulcération est superficielle, elle s'étend du côté gauche du cou jusqu'à la clavicule; du côté droit, la lésion est moins étendue; les bourgeons charnus sont atoniques, blafards, granuleux, saignants, et quelques-uns recouverts d'excroissances épaisses, papillaires, ressemblant à des verrues ; il s'en écoule un liquide âcre qui irrite les parties voisines. Les muqueuses sont à l'état normal. Il existe sur l'œil droit des traces d'ophthalmies anciennes, et la cornée est le siège d'un albugo.

Prescription : Deux verres d'eau minérale en boisson, un verre le matin et un verre le soir ; chaque matin, pulvérisation au tamis pendant une demi-heure ; le soir, lotions avec de l'eau de la Bourboule, puis application d'une pommade à l'oxyde de zinc. Quelques jours après, douches de vapeur de quelques minutes de durée sur la figure et le cou pour stimuler les bourgeons charnus et les placer dans des conditions aussi favorables que possible à la cicatrisation. Après deux semaines, aucun résultat appréciable ; je me décide alors à employer concurremment avec le traitement hydro-minéral les moyens suivants : Tous les deux jours, cautérisation des bourgeons charnus des joues avec le nitrate acide de mercure, tantôt sur un point, tantôt sur un autre ; et d'un autre côté, rugination des productions verruqueuses, à l'aide de la curette de Wolkmann. L'hémorrhagie une fois arrêtée, le malade fait une pulvérisation d'eau minérale pendant quarante minutes. Après six jours de ce traitement, l'amélioration est remarquable : les ulcérations prennent l'aspect d'une plaie de bonne nature et se cicatrisent bientôt en partie. J'augmente graduellement la dose de l'eau en boisson, de façon à arriver à quatre verres par jour. Le malade reste pendant tout le mois de septembre à la station et en repart aux trois quarts guéri. Sur mes conseils, il continue pendant l'hiver l'usage de l'eau de La Bourboule en boisson et en lotions et prend huit cuillerées à bouche par jour d'huile de foie de morue.

Il revient à La Bourboule le 3 juin 1885. Dans l'intervalle des deux saisons, l'affection s'est un peu étendue en surface du côté droit, tout en paraissant être restée stationnaire à gauche.

Même traitement que l'année précédente : Eau minérale en boisson, pulvérisations, cautérisations au nitrate acide de mercure et raclages ; mais les douches de vapeur sont remplacées par des bains à 37 degrés centigrades ; pendant toute la durée du bain — 45 minutes — le malade tiendra les parties affectées plongées dans l'eau thermale, tantôt une joue, tantôt l'autre. Il part le 25 juin, notablement amélioré, et je lui conseille de revenir la même année. En attendant, les ulcérations qui persistent seront pansées matin et soir au moyen de charpie imbibée de glycérine phéniquée au 100e. M. S... revient en effet aux eaux le 15 septembre. A cette époque, il n'existe plus de tubercules, presque plus d'ulcérations ; la peau, de couleur normale, porte de nombreuses traces de cicatrices ; l'état général est excellent. Le malade boit chaque jour quatre verres d'eau minérale et prend une douche écossaise ; quand il part, le 30 septembre, la guérison est complète.

Je lui ai conseillé de boire encore, pendant l'hiver, de l'eau de La Bourboule et de l'huile de foie de morue, et de remplacer, s'il le voulait, cette huile de foie de morue par des pilules d'iodoforme de cinq centigrammes dont il devra prendre quatre par jour. M. S... m'a écrit au mois de juin pour me faire savoir qu'il ne retournerait pas en 1886 à La Bourboule, parce que l'affection de la peau n'avait pas reparu.

Obs. III. — *Lupus ulcéreux du nez.*

Mme S..., 28 ans, grande, blonde, d'une famille riche ; tempérament éminemment lymphatique. A été réglée à l'âge de 18 ans seulement ; depuis leur première apparition, les règles ne se sont reproduites qu'à des intervalles fort éloignés ; elles ont d'ailleurs toujours été peu abondantes ; le flux sanguin était aqueux, tachant à peine le linge, et s'accompagnait parfois de douleurs, d'autres fois de leucorrhée, etc. Mariée à 20 ans, elle n'a pas encore d'enfants.

Etant encore jeune, à 14 ans, elle a eu un abcès à la face dorsale de la main droite, probablement à la suite d'ostéo-périostite : et presqu'en même temps le nez devint rouge, luisant et se tuméfia. La jeune fille prit alors de l'huile de foie de morue, de l'iodure de fer et des tisanes amères. L'abcès de la main guérit assez promptement, mais la lésion du nez resta stationnaire pendant plusieurs années. Deux ans seulement après son mariage, il y eut une poussée : la peau devint plus rouge, se bossela et fut le siège d'un prurit assez intense ; puis, de petits tubercules aplatis, d'un rouge livide, firent saillie à la surface. La démangeaison était quelquefois si vive que la malade était obligée d'y porter souvent les doigts et accélérait ainsi les progrès du mal. La muqueuse nasale fut atteinte par propagation de l'affection cutanée ; les tubercules devinrent confluents, s'ulcérèrent sur l'aile droite du nez, et bientôt une partie des bords de la narine correspondante fut détruite. C'est alors que mon excellent confrère et ami, M. le docteur Ch.... envoya la malade à La Bourboule, où elle arriva le 6 juillet 1884.

État actuel : Les ailes du nez et le lobule sont tuméfiés, enflammés, érythémateux, sensibles à la pression ; la face dorsale et la racine sont indemnes. Sur cette surface malade, des deux côtés, se trouvent quelques rares petites éminences d'un rouge brun, groupées entre elles et intéressant toute l'épaisseur de l'aile du nez jusqu'à la muqueuse ; à droite existe une ulcération qui a détruit une grande partie des bords de la narine, au point que la narine, de ce côté, paraît être au moins deux fois plus grande qu'à gauche. Cette ulcération est recouverte d'une croûte brunâtre, épaisse, adhérente, au-dessous de laquelle suinte une humeur séro-purulente et fétide ; la muqueuse est excoriée, ulcérée et saignante ; la cloison n'est pas atteinte ; la lèvre supérieure ne renferme ni granulations ni tubercules ; il n'y a pas d'engorgement dans les ganglions du cou. Les chairs sont molles et flasques ; pas d'énergie, ni de vigueur, tendance au sommeil ; au moindre effort, la malade se fatigue ; l'appétit est capricieux.

Prescripton : Un verre d'eau minérale en boisson en quatre fois : deux quarts le matin et deux quarts le soir. Pulvérisation au tamis pendant 45 minutes ; lotions le soir avec de l'eau de La Bourboule ; douche à 40 degrés centigrades, de une minute de durée.

Cinq jours après, les croûtes étant tombées, je cautérisai légèrement l'ulcération cutanée et les excoriations de la muqueuse avec le crayon de nitrate d'argent, et je fis faire chaque soir un pansement avec une pommade à l'iodoforme. En dix jours, la cicatrisation fut complète et la muqueuse était redevenue normale. Je remplaçai alors la pulvérisation au tamis par des douches filiformes, et en peu de temps les quelques nodosités qui siégeaient dans les téguments du nez se ramollirent et entrèrent en voie de résolution. D'un autre côté, l'appétit et l'état général étaient meilleurs, et la malade pouvait faire quelques promenades sans se fatiguer. Le traitement interne avait d'ailleurs été bien supporté, et la dose de l'eau portée progressivement à trois verres chaque jour. C'est avec ce mieux très sensible que Mme S... quitta la Bourboule le 3 août.

Elle fit usage, pendant l'hiver, d'eau de La Bourboule et d'huile de foie de morue. Enfin, le 7 juillet 1885, son médecin m'écrivit ce qui suit : « Je vous adresse de nouveau cette année Mme S... Après la saison de l'année dernière, elle avait obtenu une amélioration notable, mais qui a été de trop courte durée : Au bout de 5 ou 6 mois environ, les mêmes accidents s'étaient reproduits. Vous verrez si à La Bourboule il y aura quelque chose à ajouter au traitement ; après la saison, je serais d'avis que les arsenicaux fussent continués pendant une grande partie de l'année, etc... » Mme S... revint le 30 juillet. L'amélioration obtenue en 1884 avait presque totalement cessé ; il y avait encore des ulcérations sur la peau et sur la muqueuse ; ces ulcérations avaient gagné le côté gauche, et de ce côté le bord de la narine commençait à être entamé par la lésion ; la lèvre supérieure avait gonflé et l'on y constatait l'existence de granulations de la grosseur d'une tête d'épingle. Je pensais aussitôt que j'aurais facilement raison de toutes ces lésions lupeuses par des scarifications ou des cautérisations, et je vantai à la malade les bienfaits de ces scarifications et les beaux résultais que j'avais déjà obtenus au moyen de ce procédé ; mais ce fut peine inutile, elle aurait préféré partir que de permettre l'incision la plus simple. Devant ce refus formel, je prescrivis, outre le traitement interne et externe qui avait été suivi l'année précédente, une douche de vapeur sur le nez et sur la lèvre, et une irrigation nasale : de plus, chaque soir, les ulcérations étaient recouvertes de poudre d'iodoforme. Bientôt, en une quinzaine de jours, le résultat fut excellent : cicatrisation des ulcérations cutanées et muqueuses, ramollissement et régression des tubercules. Cette fois, la malade resta 45 jours à La

Bourboule, après avoir bu trois verres d'eau minérale par jour ; à partir du quinzième jour la douche chaude avait été remplacée par une douche écossaise. A son départ, le nez et la lèvre supérieure n'étaient plus tuméfiés, il existait partout des traces cicatricielles ; et là où avait siégé la maladie, la peau ne présentait plus qu'une légère rougeur et un peu d'injection capillaire.

Depuis cette époque, Mme S... a pris tous les trois mois différentes préparations arsenicales : tantôt de l'eau de La Bourboule pendant une trentaine de jours, tantôt une solution d'arséniate de soude ou bien des granules d'acide arsénieux. Il n'y a pas encore eu de récidive, mais la guérison se maintiendra-t-elle ?... Quoi qu'il en soit, Mme S..., sur les conseils de son médecin, reviendra en 1887 à La Bourboule.

Obs. IV. — *Lupus érythémato-tuberculeux des ailes et du lobule du nez.*

Mme C..., la femme d'un de nos plus distingués confrères de province, avait fait déjà quelques saisons à La Bourboule, lorsque sur les conseils de son mari elle vint à ma consultation le 15 Juillet 1884. C'est une femme de 35 ans, bien réglée, très intelligente, très impressionnable et d'une imagination ardente. Elle a eu autrefois des engorgements ganglionnaires, qui ont rétrocédé sans laisser de traces apparentes, et une nécrose peu étendue du maxillaire supérieur gauche. Il y a quelques années, le nez se tuméfia et devint érythémateux, puis apparurent çà et là quelques fines granulations indolores et à peine visibles. Elle suivit pendant assez longtemps un traitement antistrumeux : Huile de foie de morue, quinquina, et diverses préparations iodurées. Puis elle vint à La Bourboule.

Lorsque je la vis en 1884, la lèvre supérieure était un peu tuméfiée, et une rougeur diffuse, presque livide, existait sur les ailes et le lobule du nez, accompagnée de petites nodosités peu apparentes à la vue et à peine perceptibles au toucher (*lupus érythémato-tuberculeux*). Rien d'anormal du côté de la muqueuse nasale. C'était la quatrième année qu'elle venait à La Bourboule. Chaque fois elle avait obtenu une amélioration assez sensible; mais la guérison n'arrivait pas selon ses désirs, et, l'imagination excitée et troublée par les diverses descriptions qu'elle avait lues du lupus, elle désespérait de voir se terminer jamais cette affection qui la tourmentait tant.

Je lui prescrivis le traitement suivant : Eau en boisson, deux verres par jour, deux pulvérisations au tamis, une le matin, l'autre le soir; irrigation nasale. Douche écossaise. En outre, tous les deux jours, une douche de vapeur sur le nez. Ce traitement fut scrupuleusement suivi. J'avais affaire d'ailleurs à une malade très docile et qui ne reculait devant rien pour se débarrasser de sa maladie cutanée. A son départ de La Bourboule, un mois après, le lupus avait disparu de moitié sur les ailes du nez, sur le lobule seul l'amélioration avait été peu apparente; du côté des ailes, vers le sillon naso-labial, la peau avait repris sa coloration normale.

Mme C... revint à La Bourboule en 1885. Le traitement fut le même qu'en 1884, et cette année-là encore l'affection lupeuse diminua beaucoup.

Retour à La Bourboule le 20 Juillet 1886. Nouvelle amélioration : le lobule était encore d'un rouge violacé; ailleurs, aucune trace de la maladie. Même prescription. Toutefois pour en finir avec cette affection qui rétrocédait si lentement, je priai la malade de se laisser faire quelques scarifications linéaires, et j'écrivis à son mari pour qu'il tachât de son côté de l'y décider. Voici sa réponse : «..... En ce qui concerne sa maladie, votre manière de voir est absolument conforme à la mienne, son affection lupeuse ne s'est pas étendue en profondeur, la circulation se fait mieux, car Madame n'éprouve plus ce froid qui la préoccupait beaucoup, et qui donnait, quand on touchait le lobule du nez, la sensation du marbre. Parfois des éminences tuberculeuses qui font plus ou moins saillie se manifestent. Je crois que des scarifications lui feraient le plus grand bien. Je lui avais fait entrevoir la nécessité de cette opération, je l'ai différée jusqu'ici. Si vous croyez pouvoir triompher de sa résistance, faites-la lui, et gardez-la quelques jours de plus, etc....» Le refus de la malade fut catégorique. Je n'avais plus qu'à continuer le traitement hydro-minéral; et c'est ce que je fis. Mme C... resta 40 jours à la Bourboule, et j'eus la satisfaction de voir qu'à son départ il n'existait plus de granulations lupeuses, et que l'érythéme occupait à peine, à la pointe du lobule, la superficie d'une pièce de 50 centimes.

Il est inutile de dire que la malade a toujours suivi, dans l'intervalle de deux saisons thermales, un traitement à l'huile de foie de morue et à l'Eau de La Bourboule. Elle reviendra à la station en 1887, et jusqu'à complète guérison; je ne doute pas que celle-ci ne soit prochaine, si l'on en juge par les améliorations obtenues chaque année.

Obs. V. — *Lupus érythémato-tuberculeux et serpigineux du visage et du cou.*

Mlle P..., 20 ans, de la commune de Savennes (Puy-de-Dôme), née de parents lymphatiques (le père a un lupus de la face, la mère a eu des adénites sous-maxillaires suppurées), porte sur tout le corps les stigmates de la diathèse scrofuleuse : elle a un gonflement des os du métatarse du côté droit, des engorgements ganglionnaires, des ostéo-périostites à la face dorsale des mains; actuellement le nez et la lèvre supérieure sont tuméfiés; la joue gauche tout entière, le côté gauche du cou et une assez grande partie de la joue droite sont le siège de lupus : les joues, au centre, sont luisantes, érythémateuses, et çà et là on aperçoit quelques cicatrices blanchâtres; sur les bords, dans toute leur étendue, se trouvent des tubercules agglomérés, recouverts de croûtes brunâtres et adhérentes. Au dire de la malade, l'affection a débuté il y a 5 ans par une petite tumeur siégeant au centre de la joue gauche. Cette tumeur s'est ulcérée, mais la cicatrisation est arrivée assez vite; puis, sur les bords de cette ulcération se sont produites d'autres nodosités qui ont régressé comme la tumeur primitive; et ainsi, peu à peu, le mal a envahi la plus grande partie du visage. Nous avons là le type du lupus serpigineux s'étendant par la périphérie. Les muqueuses sont intactes. La jeune fille est assez bien réglée depuis deux ans. Depuis cette époque, elle n'a eu aucune manifestation de la diathèse strumeuse, si ce n'est l'affection lupeuse qui a persisté; elle est assez forte et vigoureuse. Elle n'a suivi, pour ainsi dire, aucun traitement, et tout s'est borné à quelques bouteilles d'huile de foie de morue et de vin de quinquina qu'elle a bues à intervalles très éloignés pendant l'hiver.

Elle arrive à La Bourboule, le 2 août 1885. Je lui prescris de l'Eau minérale en boisson à la dose de deux verres par jour, pris en quatre fois, un bain à 35 degrés centigrades, des pulvérisations et des lotions sur le visage. Le traitement est bien supporté, et la malade part le 24 avec un mieux sensible.

L'hiver suivant, elle prend tantôt de l'Eau de La Bourboule, tantôt des granules arsenicaux, alternant avec des préparations iodurées, et revient à La Bourboule le 3 juin 1886.

L'amélioration obtenue l'année précédente n'a pas persisté, la joue droite a été envahie de plus en plus, et le lupus a gagné aussi les parties latérales du cou des deux côtés, laissant après lui des traces cicatricielles sur les parties primitivement atteintes, et s'étendant en surface par des agglomérations de tubercules qui siègent à la circonférence.

Le traitement prescrit est semblable à celui de l'année 1885. Après deux semaines, je cautérise les nodosités avec le nitrate acide de mercure, et la malade prend chaque jour deux douches filiformes sur la figure et sur le cou.

Elle part à la fin de juin, mais elle reviendra la même année dans le courant du mois d'août. En attendant cette seconde saison, elle boira dix bouteilles d'Eau de La Bourboule, et prendra chaque jour pendant un mois 0.40 centigrammes d'iodoforme en pilules.

Elle revient le 29 août. L'amélioration produite au mois de

juin s'est maintenue. Outre le traitement hydro-minéral je lui fais cette fois des scarifications dans tous les tubercules lupeux et sur toute la périphérie des lésions. Ces scarifications punctiformes sont aussi rapprochées et aussi nombreuses que possible — 10 séances jusqu'au 20 septembre. Le lendemain des séances je cautérise très profondément avec le crayon de nitrate d'argent, et ces petites opérations sont suivies de pulvérisations d'eau minérale. Je détruis ainsi les vaisseaux qui alimentent les nodosités ; et lorsque les croûtes sont tombées, j'ai la satisfaction de voir que la guérison est à peu près complète.

La malade continuera pendant l'hiver le traitement par l'Eau de La Bourboule et par l'iodoforme, et fera pendant quelque temps, matin et soir, des lotions astringentes sur le visage et sur le cou.

J'ai revu Mlle P... au mois de décembre. La guérison est maintenant absolue ; il n'existe aucun tubercule, aucune granulation suspecte ; il n'y a pas eu de récidive.

Obs. VI. — *Lupus tuberculeux du nez et de la joue gauche.*

M. Jean P..., âgé de 40 ans, d'un village de la commune de Messeix (Puy-de-Dôme), a eu jusqu'à l'âge de 30 ans une excellente santé. Ses parents sont morts jeunes : le père d'une pneumonie aiguë, la mère d'une endocardite rhumatismale. Il a fait son service militaire et pendant ce temps là n'a jamais été malade En 1874, au mois de mars — ses souvenirs sont précis à ce sujet — sans cause connue, il lui survint un petit « bouton » sur l'aile droite du nez, tout près de la narine. Ce « bouton » était rouge, luisant, et était le siège d'une démangeaison assez vive.

Il lui fallut plus d'un an pour atteindre la grosseur d'un pois. Jean P... ne s'en préoccupait pas ; mais deux ans après environ, s'apercevant que, loin de diminuer ou de rester stationnaire, la petite tumeur allait, au contraire, en augmentant de volume, il se décida à consulter un médecin. Le médecin conseilla l'application de quelques lotions astringentes, et fit prendre au malade de l'iodure de potassium. Ce traitement n'enraya pas les progrès du mal, et quelques mois après la tumeur s'ulcéra. Des pansements furent faits avec différents topiques; l'iodure de potassium et l'huile de foie de morue furent pris à des doses assez considérables; mais l'ulcération ne fit que s'accroître, et, en même temps, les tissus voisins devinrent violacés, se congestionnèrent et se parsemèrent de petits tubercules gros à peine comme des grains de millet.

Le malade vint à La Bourboule le 4 août 1885.

L'état général est excellent; l'appétit est bon; le malade n'a pas maigri. L'aile du nez du côté droit est en grande partie détruite. Il existe là une ulcération recouverte d'une croûte épaisse qui laisse suinter au-dessous d'elle un liquide exhalant une odeur fétide caractéristique. La muqueuse nasale du même côté est ulcérée. Aucune lésion du côté gauche; rien de suspect à la face dorsale, ni à la racine du nez, ni à la lèvre supérieure; le mal est très exactement limité.

Je conseille au malade de boire chaque jour un verre et demi d'Eau de La Bourboule en trois fois: deux demi-verres le matin à jeûn, à une heure d'intervalle l'un de l'autre, et un demi-verre le soir. De plus, une pulvérisation pendant vingt minutes et une irrigation nasale d'Eau minérale de dix minutes.

L'Eau en boisson fut graduellement portée à la dose de trois verres par jour, et huit jours après l'arrivée du malade, je cautérisai l'ulcère avec le nitrate acide de mercure. Le traitement interne et externe fut continué de la sorte pendant quatre semaines; et lorsque Jean P... quitta la station le 1er septembre, l'ulcération avait diminué aux trois quarts et était réduite aux dimensions d'une pièce de vingt centimes environ, les granulations qui, avant le traitement thermal, existaient tout autour de cette ulcération, avaient complètement disparu et la muqueuse nasale était revenue à l'état normal.

J'engageai vivement le malade à continuer pendant l'hiver l'usage de l'Eau de La Bourboule à l'intérieur, et à faire matin et soir des lotions avec la même Eau minérale.

J'ignore si mes conseils furent exactement suivis. Toujours

est-il que le malade revint me trouver à La Bourboule au mois de juin 1886. L'ulcération de l'aile du nez avait gagné en étendue, sans toutefois atteindre les dimensions qu'elle avait l'année précédente, et une ulcération semblable, grande comme une pièce de 2 francs, existait au centre de la joue droite, revêtant les mêmes caractères que la première; à l'entour, les tissus étaient mous, violacés, et l'on constatait au toucher la présence de petites nodosités disséminées çà et là.

Le traitement consista, comme en 1885, dans l'usage de l'Eau minérale en boisson, en lotions et en pulvérisations. En outre, tous les trois jours, cautérisation au moyen du crayon de nitrate d'argent.

La guérison fut complète après un mois. Depuis, je n'ai plus revu le malade. Il a dû boire à domicile de temps en temps de l'Eau de La Bourboule, et prendre six fois par an, pendant trois semaines consécutives, chaque fois, quatre pilules par jour de cinq centigrammes d'iodoforme.

Obs. VII. — *Lupus tuberculeux et ulcéreux du nez, des deux joues et de la paupière inférieure droite.*

Mme X..., 62 ans, du département de l'Isère, a été bien portante jusqu'à l'âge de la ménopause. Pas d'antécédents héréditaires. A 50 ans, elle s'aperçut par hasard de l'existence d'une petite tumeur qui siégeait au-dessous de l'angle interne de la paupière inférieure du côté droit, tout près du nez, et qui était survenue sans cause appréciable. Cette tumeur, d'un rouge violacé, alla progressivement en augmentant; d'autres petites tumeurs se manifestèrent dans la joue du même côté, insensiblement le mal gagna les deux ailes et la face dorsale du nez, et atteignit la joue gauche. Depuis le début de l'affection, un traitement énergique avait été institué : purgatifs souvent répétés, huile de foie de morue et iodure de potassium à hautes doses, lotions au sublimé, etc. Le lupus cependant ne s'arrêta pas, et deux ans après la première atteinte plusieurs tubercules s'ulcérèrent. Des cautérisations furent pratiquées, tantôt avec le nitrate d'argent, tantôt avec le nitrate acide de mercure, tantôt avec l'acide chromique; et chaque année la malade fit une saison à Uriage. Après avoir semblé demeurer stationnaire pendant un certain temps, le mal reprit sa marche envahissante; et, enfin, ne sachant plus que tenter, M. le docteur Diday, de Lyon, m'adressa la malade à La Bourboule, où elle arriva le 19 juin 1886.

État actuel : La peau des joues et du nez présente dans la plus grande partie de sa surface une teinte érythémateuse; ailleurs, et disséminés un peu partout, de petits îlots cicatriciels, blanchâtres, nacrés, irréguliers, occupant la place de tubercules tombés en régression; des ulcérations assez nombreuses, très petites, permettant à peine l'introduction d'un stylet de trousse; quelques autres plus étendues et siégeant sur la face dorsale du nez et sur les ailes; et, enfin, une ulcération encore plus grande occupant presque toute la paupière inférieure droite; de plus, à l'angle interne se trouve une bride cicatricielle ayant déterminé un ectropion. Toutes ces ulcérations sont arrondies, à bords mous et granuleux, et laissent suinter une matière purulente fétide.

L'état général est satisfaisant; il n'y a pas de fièvre, pas d'insomnie; et l'appétit est très bon.

Prescription : Chaque jour, un verre d'Eau de La Bourboule, en boisson, pris en quatre fois : deux quarts de verre le matin, et deux quarts le soir. Cette dose doit être graduellement augmentée jusqu'à la fin de la cure. Un bain à 36 degrés centigrades, de demi-heure de durée; lotions d'eau minérale sur le visage pendant toute la durée du bain; pulvérisation au tamis pendant quarante minutes.

Grâce à ces différents moyens combinés, quinze jours après, l'amélioration obtenue est assez apparente : les ulcérations ont un aspect de bonne nature, quelques-unes se sont cicatrisées, et le liquide purulent a perdu son odeur repoussante. A partir de ce moment, je cautérise deux fois par semaine toutes les ulcérations qui persistent au moyen du crayon de nitrate d'argent, et grâce à la résistance de ce crayon, je pénètre dans tous les tubercules pour en détruire les vaisseaux des bords. J'emploie le crayon de sulfate de cuivre pour la cautérisation de la face interne de la paupière inférieure; enfin, quelques jours avant la fin du traitement, j'incise la bride cicatricielle de l'angle interne de l'œil. L'amélioration augmente de plus en plus, et le 15 juillet, jour du départ de la malade de La Bourboule, la guérison est presque à moitié obtenue.

Pendant l'hiver, Mme X... fera usage d'Eau de La Bourboule, prendra des pilules d'iodoforme et pansera les ulcérations avec une pommade à l'oxyde de zinc.

Au mois de novembre, M. X... m'écrivait :

« En ce qui concerne Mme X..., l'amélioration s'est conti-
» nuée et se continue encore. Il y a lieu, il me semble, d'es-
» pérer avec de la persévérance une guérison complète, sur-
» tout avec une nouvelle saison que nous considérons comme
» certaine. »

La malade revint à La Bourboule le 1er juillet 1887. Je fus frappé du mieux sensible qui s'était maintenu depuis l'année précédente. Il n'y avait que trois petites ulcérations sur les tissus primitivement atteints; l'ectropion avait disparu presque en entier. Des nodosités existaient encore dans l'épaisseur de la peau, mais elles étaient bien moins nombreuses qu'en 1886. La malade, qui d'abord était presque désespérée, avait repris confiance, et l'état général était très satisfaisant.

Prescription : Deux verres d'Eau de La Bourboule en quatre fois, deux demi-verres le matin et deux demi-verres le soir. Un bain de 45 minutes de durée à 35 degrés centigrades; lotions pendant le bain; pulvérisation au tamis pendant 30 minutes. Le soir, pulvérisation et lotions à domicile.

Tous les quatre jours, cautérisation avec le crayon de nitrate d'argent.

L'amélioration augmente peu à peu pendant la durée du traitement, si bien que lorsque la malade part, le 26 juillet, la guérison est presque complète.

Je lui conseille de boire à domicile de l'Eau de La Bourboule, aux mois d'octobre, de janvier, d'avril et de juin, de prendre chaque jour 5 pilules d'iodoforme de 5 centigrammes chacune au mois de novembre, de février et de mai, de faire des pulvérisations d'Eau minérale au moyen d'un pulvérisateur à vapeur, de cautériser une fois par semaine les ulcérations et les tubercules qui restent au moyen du crayon de nitrate d'argent, et de faire une nouvelle cure à La Bourboule en 1888.

Au mois de janvier dernier, j'ai appris que le mouvement de régression des lésions lupeuses continuait, et que l'affection disparaissait graduellement.

Obs. VIII. — *Lupus tuberculeux et ulcéreux des deux joues et de la face antérieure du bras gauche.*

M. P..., 32 ans, est né de parents scrofuleux. Son père a eu une ostéo-périostite du fémur, et sa mère des ophthalmies purulentes. Lui-même, pendant son enfance et jusqu'à l'âge de la puberté, a vu différentes manifestations strumeuses se produire soit aux yeux, soit au cuir chevelu, soit dans les ganglions cervicaux. Depuis 18 ans jusqu'à 25, sa santé a été bonne, l'état général excellent. Mais à cet âge il lui survint tout d'un coup — selon lui, après un refroidissement — au milieu de la joue gauche, un petit *bouton* de couleur violacée et qui était le siège de démangeaisons assez vives. Pendant plusieurs mois ce *bouton* resta stationnaire et isolé ; mais au commencement de l'hiver de l'année 1880, plusieurs autres petites tumeurs semblables apparurent autour de la première ; la peau devint luisante et rouge sur une étendue grande environ comme une pièce de cinq francs en argent, et enfin le tubercule initial finit par s'ulcérer. L'année suivante, apparition semblable sur l'autre joue, même coloration de la peau, tubercules identiques à ceux de la joue gauche. Le mal fit des progrès rapides, les ulcérations augmentèrent, et le malade, inquiet de cet envahissement, s'adressa à un médecin qui, voyant la nature de l'affection, conseilla un traitement antistrumeux et des pansements avec la glycérine phéniquée.

Cette médication strictement exécutée parut enrayer la marche du lupus ; et de fait, pendant les années 1882 et 1883, la maladie resta fixée au centre des deux joues, et il n'y eut aucune manifestation nouvelle de nodosités lupeuses. Les ulcérations même diminuèrent d'étendue et se cicatrisèrent en grande partie ; si bien que le malade, se croyant à peu près guéri, cessa le traitement interne qu'il avait fidèlement suivi jusqu'alors. Mais bientôt il se fit une poussée de tubercules plus importante que la première fois, et l'affection s'étendit peu à peu jusqu'au voisinage du nez. Le traitement fut repris ; il y eut des alternatives de mieux et de pire. Au mois d'août 1885, le lupus se montra à la partie antérieure et moyenne du bras gauche, et ne tarda pas à s'ulcérer. Enfin, le malade vint à La Bourboule, le 2 juin 1886.

État actuel : Les deux joues sont le siège d'ulcérations étendues, peu profondes, occupant, du côté gauche, presque tout l'espace compris entre la paupière inférieure, le sillon naso-labial et trois travers de doigt en avant de l'oreille ; du côté droit, le centre même de la joue sur une surface de quatre ou cinq centimètres carrés. Les bords de ces ulcérations sont irréguliers, granuleux, d'un rouge obscur. En saisissant, entre le pouce et l'index, toute l'épaisseur des joues, on constate la présence dans les tissus de petites nodosités répandues tout autour de ces bords sur une largeur d'un centimètre à un centimètre et demi environ. Le nez et la lèvre supérieure sont intacts. Les ulcérations qui existent à la partie antérieure et moyenne du bras gauche ont les mêmes caractères. Toutes laissent suinter un liquide purulent d'une odeur caractéristique.

Prescription : Chaque jour, comme boisson, un verre et demi d'Eau de La Bourboule en trois fois, un demi-verre chaque fois ; un bain à 35 degrés centigrades de 40 minutes de durée, dans lequel le malade tiendra plongées alternativement les deux joues, tantôt l'une, tantôt l'autre ; en outre, lotions d'Eau minérale à domicile, le soir, et pansements avec de la vaseline boriquée. Quinze jours après le début de ce traitement, une légère amélioration commence à apparaître ; les ulcérations n'augmentent plus, elles prennent un aspect de meilleure nature, les bords perdent leur coloration rougeâtre. L'Eau en boisson est portée à la dose de trois verres, et je fais prendre au malade deux bains par jour ; je l'engage en outre à se laisser pratiquer le raclage. Comme il refuse, je me contente de cautériser les plaies des joues et du bras, tous les trois jours, au moyen du crayon de nitrate d'argent, et je fais continuer les lotions d'Eau minérale et les pansements boriqués.

Lorsque le malade quitte La Bourboule le 2 juillet, l'étendue des lésions a diminué à peu près d'un tiers.

Il revient à la station le 1er septembre de la même année. La maladie n'a pas gagné en surface, mais n'a pas diminué non plus ; elle est demeurée stationnaire. Le malade, sur mes conseils, prend trois verres d'Eau minérale par jour, un bain à 36 degrés centigrades de 50 minutes de durée, et une pulvérisation au tamis pendant une demi-heure ; pansement, le soir, avec la poudre d'iodoforme.

L'amélioration ne fait pas de sensibles progrès ; aussi cette fois M. P... accepte-t-il l'opération du raclage dont je lui avais parlé pendant le cours de sa première saison. Je me sers de la curette pour ruginer les ulcérations et leurs bords, et je convertis ainsi ces ulcères en une plaie simple. L'hémorrhagie qui résulte de cette petite opération est bien vite arrêtée. Je fais continuer les bains, les pulvérisations d'Eau minérale, les pansements à l'iodoforme, et l'Eau est bue à la dose de quatre verres par jour. Dans l'intervalle de quinze jours je pratique deux fois le raclage, et le malade part de La Bourboule après avoir fait une saison d'un mois.

Il continuera chez lui les pansements iodoformés jusqu'à complète guérison, et boira pendant l'hiver, tantôt de l'Eau de La Bourboule à la dose de deux verres, tantôt de l'huile de foie de morue à la dose de six cuillerées à bouche, par jour.

J'eus l'occasion de revoir M. P.. , dans le courant du mois de janvier suivant. La cicatrisation des ulcères était complète, la guérison absolue. Il n'est plus revenu à La Bourboule, ce qui prouve qu'il n'y a pas eu récidive ; car le malade avait trop à cœur de se débarrasser de cette affection pour n'avoir pas fait une autre cure l'année suivante, pour peu que la moindre manifestation lupeuse se fût produite de nouveau.

Obs. IX. — *Lupus érythémato-tuberculeux de la joue gauche.*

Mme F..., 54 ans, a toujours été bien portante jusqu'à l'âge de 48 ans. Jamais, ni avant son mariage, ni depuis qu'elle est mariée, il ne s'est produit chez elle, sur aucun organe, une manifestation scrofuleuse quelconque. Sa santé a été parfaite. Elle a eu cinq enfants, et aucun d'eux n'a été malade. Elle est brune, d'une taille au-dessus de la moyenne, et d'une constitution robuste.

Il y a six ans, sans cause appréciable, apparut au milieu de la joue droite une tache de la dimension d'une pièce de 20 centimes, à bords rouges, un peu élevés, et recouverte au centre d'une squame luisante et très mince. Cette tache augmenta peu à peu d'étendue; puis, quelques mois après, il s'en forma d'autres semblables, tandis que la première disparut en laissant au milieu une petite cicatrice. Néanmoins, le mal ne s'accrut pas sensiblement pendant trois ou quatre années : ces taches persistaient un certain temps sans s'étendre beaucoup, ensuite les bords s'affaissaient, perdaient leur coloration rougeâtre, les taches disparaissaient, et, à côté, il en survenait d'autres de la dimension d'une tête d'épingle. Mais, en 1885, il y eut une poussée plus violente ; l'affection fit des progrès, et bientôt la joue droite presque tout entière fut couverte de nombreux disques semblables aux premiers, rouges sur les bords, luisants et nacrés au centre. En même temps, sur les limites du mal, se manifestèrent de fines granulations à peine perceptibles à la vue et au toucher. Ces granulations, après avoir persisté plusieurs mois, se résorbèrent, laissant après elles une légère cicatrice. Puis, d'autres survinrent ; et enfin la malade fut envoyée à La Bourboule, le 8 juin 1886.

Etat actuel : La joue droite, au centre, dans une étendue de quatre ou cinq centimètres de diamètre, présente des traces cicatricielles semblables aux cicatrices d'une brûlure. Dans l'intervalle de ces petites cicatrices la peau a une teinte rouge

qui disparaît sous la pression du doigt. C'est la place des disques érythémateux qui sont tombés en régression, après la décoloration et l'affaissement de leurs bords. Ce sont les lésions décrites par Biett dans ses Leçons cliniques : « La peau s'amin-
» cit graduellement ; elle est lisse, luisante, rouge, et offre
» ensuite l'apparence d'une cicatrice qui se serait formée après
» une brûlure superficielle ; la rougeur disparaît sous la pres-
» sion du doigt, etc. »

Les bords extrêmes de ces disques forment une ligne irrégulière, serpigineuse, rougeâtre, indurée et un peu tuméfiée. Il y a un peu d'infiltration et d'œdème en dehors de ces bords dans une étendue d'un à deux travers de doigt, et dans la profondeur du derme se trouvent un assez grand nombre de petits tubercules, dont les uns ont la grosseur d'un grain de millet, les autres d'une lentille On aperçoit, en outre, disséminées çà et là, des écailles sèches, nacrées et très adhérentes. Pas d'ulcération nulle part ; le nez, les oreilles, la joue gauche, les muqueuses nasale et buccale sont à l'état normal. Aucun engorgement des ganglions sous-maxillaires ni de la parotide. L'état normal est très bon.

PRESCRIPTION : Bain de 40 minutes de durée à 36 degrés centigrades ; pulvérisation au tamis pendant une demi-heure, et un verre d'Eau minérale en boisson pris en quatre fois, deux quarts le matin et deux quarts le soir. La quantité d'eau est progressivement augmentée et portée à la dose de trois verres par jour ; outre la pulvérisation au tamis, je fais prendre tous les soirs à la malade une petite douche filiforme sur la joue droite, de façon à agir plus vigoureusement sur les squames et sur les petites nodosités lupeuses.

Une certaine amélioration ne tarde pas à se produire ; les tubercules se résorbent, les écailles disparaissent en grande partie ; et lorsque la malade quitte La Bourboule, le 6 juillet, l'affection est en bonne voie de guérison.

Je l'engage à revenir au mois d'août de la même année, et à prendre en attendant cinq bouteilles d'eau de La Bourboule du 25 juillet au 5 août et, à partir de ce moment-là jusqu'à son retour à la station, 40 centigrammes d'iodoforme en pilules chaque jour.

Elle revient le 24 août. La maladie n'a pas rétrocédé. Il n'y a plus de tubercules, mais il reste encore une induration, une infiltration des tissus ; la peau n'a pas repris sa coloration normale, elle est toujours luisante et d'un rouge violacé.

Le même traitement que précédemment est institué. De plus, je conseille à la malade de se laisser faire tous les deux jours des scarifications linéaires sur toute la surface des lésions lupeuses, et surtout à la circonférence, aux endroits où l'induration est le plus prononcée. La première opération a lieu le 27 août ; je la pratique au moyen d'une aiguille de deux centimètres de longueur, tranchante sur les bords, que je fais pénétrer jusqu'à ce que je rencontre un certain degré de résistance, ce qui est la preuve que je suis arrivé au tissu sain. Ce jour-là je scarifie la cinquième partie à peu près du lupus; et, lorsque le petit écoulement sanguin qui se produit est arrêté, je fais faire une pulvérisation d'eau minérale à la malade. Deux jours après, même opération ; en quatre séances j'ai scarifié toute l'étendue des lésions lupeuses. Quelques jours après, je recommence. Du 27 août au 15 septembre, je pratique huit fois des scarifications, et j'ai ainsi haché très méthodiquement et régulièrement toutes les parties atteintes, tous les tissus malades, et fait disparaître l'infiltration du derme.

Mme F... reste à La Bourboule jusqu'au 25, buvant chaque jour quelques verres d'eau minérale, et faisant deux pulvérisations au tamis. A son départ, les tissus scarifiés sont cicatrisés et la guérison est complète. L'hiver suivant, elle continue le traitement par l'eau de La Bourboule et par l'iodoforme.

Il n'y a pas eu depuis lors de récidive, et aujourd'hui encore la guérison se maintient toujours.

Obs. X.—*Lupus tuberculeux et ulcéreux de l'aile droite du nez et de la partie antérieure des fosses nasales.*

Mme X .., 28 ans, de Bordeaux, constitution vigoureuse, mariée et mère de deux enfants bien portants, a toujours eu une santé excellente. Néanmoins pendant son enfance, le visage et le cuir chevelu ont été quelquefois le siège d'eczéma impétigineux; il est survenu aussi des engorgements des ganglions cervicaux, qui ne se sont jamais terminés par suppuration et qui se sont résorbés sans laisser de traces. Les règles ont apparu à l'âge de 14 ans, et depuis cette époque la menstruation a toujours été régulière. Il n'y a jamais eu d'écoulement leucorrhéique. Il y a 4 ans, après un accouchement laborieux et une métrite consécutive qui avait duré deux mois environ et avait produit une anémie assez considérable, la malade vit apparaître sur l'aile droite du nez, à un centimètre du bord de la narine, une petite tumeur, grosse à peine comme une tête d'épingle, mais qui augmenta peu à peu; elle était le siège de démangeaisons assez vives qui obligeaient Mme X... à se gratter presque continuellement. La peau, dont la coloration était d'abord normale, devint bientôt d'un rouge violacé; en même temps, la tumeur s'accrut de plus en plus, pendant que d'autres petits tubercules se développèrent tout autour; enfin, six mois après le début de l'affection, Mme X... se décida à consulter un médecin qui lui prescrivit un traitement à l'iodure de potassium à l'intérieur et une pommade iodurée comme topique externe.

Le mal parut s'arrêter dans sa marche; quelques nodosités se résorbèrent. Mais l'amélioration fut de courte durée, car bientôt les tubercules augmentèrent en nombre, et non seulement toute l'aile droite du nez fut peu à peu envahie, mais encore la muqueuse nasale correspondante et la muqueuse de la cloison du même côté Il se produisit en outre une petite ulcération sur le bord de la narine. Le médecin traitant abandonna le traitement par l'iodure de potassium et conseilla l'emploi de l'arsenic, et, comme traitement local, les préparations suivantes, et successivement : pommade au turbith, cautérisations à la teinture d'iode et cautérisations au nitrate acide de mercure.

Sous l'influence de cette médication, l'ulcère guérit assez rapidement ; les tumeurs n'augmentèrent plus en surface ni en profondeur, il n'y eut ni suppuration ni ulcérations nouvelles, et l'affection demeura plus d'un an stationnaire. Attribuant cet heureux résultat à l'usage de l'arsenic, le médecin envoya la malade aux eaux de La Bourboule, où elle arriva le 4 août 1886. Elle était porteur de la note suivante :

« Mme X... a subi un traitement à l'iodure de potassium et plus tard à l'arsenic...

» Le traitement local a compris les préparations au turbith, à la teinture d'iode, des cautérisations et divers topiques portés non seulement sur les ailes du nez, mais encore à l'intérieur des fosses nasales. J'ai conseillé la cure de La Bourboule avec continuation du traitement arsenical intus et extra... »

État actuel. — L'aile gauche du nez, le lobule et la face dorsale sont intacts ; pas de nodosités, aucun changement de couleur à la peau. L'aile droite, d'une coloration rougeâtre, est un peu tuméfiée sur une étendue de un centimètre carré à un centimètre et demi ; on sent manifestement au toucher qu'elle renferme de nombreuses petites granulations, résistantes, de volume variable, depuis un grain de millet jusqu'à une tête d'épingle ; à l'extrémité, une petite portion de la peau et du cartilage est détruite et, sur les bords de cette perte de substance, les tissus sont durs et de coloration rouge brun. La muqueuse nasale, du côté droit, présente une surface granuleuse, recouverte çà et là d'un épithélium grisâtre ; mais il n'existe pas d'ulcérations. Du côté gauche, la muqueuse est à l'état normal. Il n'y a pas d'engorgement ganglionnaire. L'état général est excellent.

Prescription. — Pour obtenir la guérison, il s'agissait ici d'amener la résorption de toutes les petites nodosités lupeuses, aussi bien des nodosités de la muqueuse que des nodosités cutanées, et d'empêcher leur confluence pour éviter en même temps et leur suppuration et leur ulcération.

Je conseillai à Mme X... de boire chaque jour un verre d'Eau minérale en quatre fois, deux quarts de verre le matin, et deux quarts de verre le soir, de faire sur l'organe malade une pulvérisation au tamis pendant un quart d'heure, et dans les fosses nasales une irrigation de cinq minutes de durée.

Le traitement fut fidèlement exécuté ; la quantité d'Eau thermale que la malade prit journellement s'éleva peu à peu à la dose de trois verres, et, outre les pulvérisations et les douches nasales, des lotions furent faites et des compresses imbibées d'Eau minérale appliquées sur le nez chaque soir. La cure dura 25 jours. Dans cet intervalle je ne pratiquai ni cautérisations ni scarifications ; et au départ de Mme X... j'eus la satisfaction de constater une amélioration très notable : le nombre des nodosités avait considérablement diminué ; elles s'étaient presque toutes résorbées ; à leur place il restait de petites dépressions cicatricielles très peu apparentes, et la coloration de la peau tendait à revenir à l'état normal. Un mieux sensible s'était également manifesté du côté de la muqueuse.

Néanmoins, comme la guérison n'était pas complète, j'engageai Mme X... à revenir à La Bourboule l'année suivante, et, en attendant, à continuer pendant l'hiver l'usage de l'Eau minérale (source Perrière ou source Choussy), en boisson, en pulvérisations et en irrigations nasales. L'Eau devait être prise pendant les mois de novembre, de janvier, de mars et de mai, à raison de deux verres par jour ; pendant les autres mois, suppression du traitement interne, et continuation du traitement externe, mais tous les deux jours seulement.

La malade ne revint pas en 1887. Je l'ai revue à La Bourboule en 1888, le 20 juillet ; mais le lupus était plus étendu que deux ans auparavant. Elle affirma avoir suivi mes conseils pendant toute la durée de l'hiver de l'année 1886. Mais au commencement de l'été suivant elle allait si bien, dit-elle, qu'elle avait cru inutile de revenir à la station, et qu'elle n'avait pris à domicile de l'Eau minérale qu'à de très longs intervalles. A quelle cause faut-il attribuer la progression, l'accroissement de la maladie ? Est-ce à la non observation des préceptes que j'avais formulés ? Ou bien, malgré un traitement rationnel et régulièrement exécuté, la poussée se serait-elle produite ? Quoi qu'il en soit, l'affection avait fait des progrès assez sensibles. Au lieu de rester localisée à l'aile droite du nez, elle avait envahi le lobule et une petite portion de la face dorsale. De plus, il s'était produit dans quelques granulations lupeuses de l'aile du nez une suppuration superficielle avec de nouvelles ulcérations ; et de cette façon la perte de substance existant déjà sur le bord de la narine droite avait augmenté. En outre, les lésions de la muqueuse nasale avaient gagné de proche en proche et atteint le pharynx.

Prescription. — Chaque jour, un verre et demi d'Eau minérale en trois fois : deux demi-verres le matin à jeûn, et un demi-verre le soir à 5 heures (la dose sera progressivement portée à trois verres); deux pulvérisations et deux irrigations nasales ; et, le soir, lotions sur le nez avec l'eau de La Bourboule également. Tous les trois jours, cautérisations au moyen du crayon de nitrate d'argent, que je fais pénétrer le plus profondément possible dans les tubercules. Pansement de l'ulcération avec la poudre d'iodoforme.

Grâce à ce traitement, quinze jours après l'arrivée de Mme X... à La Bourboule, l'affection est en bonne voie de guérison ; l'ulcération est cicatrisée, les nodosités lupeuses s'affaissent peu à peu et se résorbent, et la peau qui était luisante et violacée s'exfolie.

Je conseille à la malade de faire une cure de quarante jours. Elle y consent volontiers. Je continue jusqu'à la fin les cautérisations au nitrate d'argent, et je cautérise de la même manière les granulations de la muqueuse ; après chaque cautérisation; je fais faire une pulvérisation au tamis et une irrigation dans le nez. Lorsque Mme X... quitte La Bourboule le 30 août, la guérison peut être considérée comme complète. Pour la maintenir, elle boira pendant l'hiver de l'Eau minerale, comme je le lui avais conseillé après la saison de 1886 ; et, en outre, pendant les mois où elle suspendra l'usage de l'Eau en boisson, elle prendra chaque jour 0.40 centigrammes d'iodoforme en pilules de 0.05 centigrammes.

Au mois de décembre dernier, j'ai reçu de mon confrère qui soigne Mme X .., une lettre m'annonçant que le mal n'avait pas récidivé, et que la malade allait très bien.

Obs. XI. — *Lupus tuberculeux et ulcéreux des ailes et du lobule du nez.*

Mlle Marie D..., 12 ans, de la commune de Saint-Exupéry (Corrèze), est une enfant chétive, née d'une mère dont la santé a toujours été parfaite, et d'un père qui porte encore les stigmates de la diathèse scrofuleuse. (Il a eu, en effet, autrefois des kératites et une ostéo-périostite suppurée de l'humérus gauche.) A quatre ans, la jeune enfant a été atteinte de pemphigus généralisé; jusqu'à l'âge de six ans, elle a eu de fréquentes poussées d'impétigo au visage; plus tard, des adénites cervicales et sus-claviculaires sont survenues et se sont terminées par suppuration, laissant des traces cicatricielles indélébiles. Il y a trois ans, le lobule et l'aile gauche du nez devinrent le siège d'un assez grand nombre de petites granulations à peine perceptibles, qui ne tardèrent pas à se réunir plusieurs entre elles et à former des tumeurs du volume d'un pois environ. Quelques-unes se résorbèrent, d'autres finirent par s'ulcérer; puis, le mal gagna en surface et en profondeur, l'aile droite du nez fut atteinte; les ulcérations s'étendirent à la périphérie, si bien que l'affection revêtit tous les caractères du lupus ulcéreux.

L'huile de foie de morue à haute dose fut prescrite, et l'on traita les ulcérations par des cautérisations au nitrate d'argent et par des pansements avec une pommade iodoformée. La jeune malade fut enfin envoyée à La Bourboule le 4 juin 1887.

État actuel : Il n'y a plus d'ulcérations, mais une partie de l'aile gauche est entièrement détruite; les ailes du nez sont rétractées grâce au tissu cicatriciel, et l'organe est plus petit qu'à l'état normal. Il existe des tubercules assez nombreux dans la profondeur des ailes et du lobule ; la peau est tendre et présente une coloration rougeâtre ; la muqueuse nasale est saignante et granuleuse. La lèvre supérieure est tuméfiée et luisante, mais au toucher on ne perçoit l'existence d'aucune granulation, d'aucune nodosité.

L'état général n'est pas satisfaisant; l'enfant est maigre, elle tousse un peu ; les tissus sont mous et flasques et l'appétit est presque nul.

Traitement : Un verre d'Eau de La Bourboule pris en quatre fois, par quart de verre chaque fois. Lotions d'Eau minérale sur les tissus malades, répétées plusieurs fois daus la journée. Et pour agir sur l'état général et produire une réaction salutaire, grande douche, en jet, à 35 degrés centigrades, de une minute de durée. Le soir, en se couchant, cataplasmes de fécule sur le nez et sur la lèvre supérieure.

Le 7 juin, comme l'enfant supporte bien l'ingestion de l'Eau minérale et qu'il n'est survenu ni troubles gastriques ni troubles intestinaux, j'augmente d'un demi-verre la quantité d'Eau à boire par jour, et je fais continuer les douches chaudes.

Trois jours après, deux verres d'Eau en boisson, en quatre fois. La turgescence et l'inflammation du nez et de la lèvre supérieure ayant cessé, je fais supprimer les cataplasmes de fécule et je cautérise les tubercules au moyen du crayon de nitrate d'argent. Les lotions sur le nez sont continuées, mais j'y ajoute une pulvérisation au tamis et une irrigation nasale.

Le traitement est continué de la sorte jusqu'au commencement du mois de juillet, époque où l'enfant quitte La Bourboule. A ce moment l'appétit était revenu, l'état général s'était amélioré d'une façon remarquable, la malade avait engraissé de près de 3 kilogrammes. Les lésions locales avaient beaucoup diminué, et il ne restait plus que quelques petites tumeurs disséminées et qui avaient de la tendance à se métamorphoser et à tomber en régression. Les granulations de la muqueuse avaient suivi la même marche favorable.

Je conseillai l'usage de l'Eau de La Bourboule en boisson et en lotions pendant le mois d'août, et le retour à la station au mois de septembre de la même année.

Les parents me ramenèrent leur enfant le 3 septembre. L'amélioration obtenue un mois auparavant avait persisté. Quelques-unes des nodosités lupeuses avaient même disparu.

Je cautérisai tous les quatre jours celles qui restaient et bientôt la résorption fut complète et absolue, tant du côté des lésions muqueuses que du côté des lésions cutanées. Mlle Marie D...

partit le 28 septembre. Chaque jour elle avait bu un verre et demi d'Eau minérale, fait sur les parties malades une pulvérisation au tamis et pris une grande douche écossaise.

Elle devait faire une nouvelle cure à La Bourboule pendant la saison thermale de 1888; elle n'est pas revenue. Mais j'ai appris qu'elle buvait de temps en temps de l'Eau minérale, qu'elle prenait pendant l'hiver ou de l'huile de foie de morue ou des préparations iodées, et que la guérison se maintenait toujours.

A ces onze observations, je pourrais en ajouter beaucoup d'autres. Je me contente d'en rapporter brièvement quelques-unes.

Obs. XII. — *Lupus érythémateux de la joue droite.*

Mlle M..., 12 ans, du canton d'Eygurande (Corrèze), née de parents bien portants, et ayant elle-même une excellente santé, ressent tout à coup, il y a trois ans, au milieu de la joue droite, une démangeaison assez vive, et s'aperçoit bientôt après que la peau à ce niveau a changé de couleur et qu'elle est devenue d'un rouge violacé sur une étendue d'un centimètre carré environ. Malgré l'emploi de quelques pommades, la petite lésion augmente peu à peu et atteint les dimensions d'une pièce de deux francs en argent. Enfin, sur les conseils d'un médecin, les parents amènent leur enfant à La Bourboule le 21 juillet 1887.

A son arrivée, je constate tous les symptômes d'un lupus érythémateux : surface rougeâtre, discoïde, luisante, à bords surélevés, avec dépression au centre, et exfoliation épidermique, etc. Aucune trace de scrofule nulle part, sur aucun organe. Etat général très bon.

Je fais prendre à la jeune malade, chaque jour, un verre d'Eau de La Bourboule en trois fois, et une pulvérisation de

20 minutes de durée ; le soir, lotion d'eau minérale sur la joue droite pendant une demi-heure.

Mlle M... reste à la station pendant un mois, et à son départ le lupus a diminué au moins de moitié.

Elle boit pendant l'hiver et le printemps suivants une vingtaine de bouteilles d'eau minérale, et revient à La Bourboule le 24 juillet 1888. La lésion à ce moment-là est telle qu'à la fin de la saison précédente elle n'a pas augmenté, mais elle n'a pas diminué non plus. Outre le traitement suivi en 1887, la jeune fille prend chaque jour une douche de vapeur sur la joue droite pour stimuler les fonctions de la peau et hâter le travail de résorption ; et, comme malgré tout, l'amélioration n'arrive pas assez vite, je cautérise le 5 août la partie malade au thermo-cautère, et je fais appliquer le soir une pommade à l'oxyde de zinc ; en même temps, pulvérisation le matin et lotions d'eau minérale dans l'après-midi. Le 14 août, je pratique une nouvelle cautérisation ; et, lorsque la malade part le 27 août, la guérison est complète.

J'ai revu Mlle M... au mois de janvier dernier ; la guérison s'est maintenue, le lupus n'a pas récidivé, et à la place il existe seulement une petite cicatrice blanchâtre.

Obs. XIII.— *Lupus ulcéreux, serpigineux, des deux joues, du menton et du cou.*

Cette observation ressemble beaucoup à l'observation II ; elle en diffère seulement en ce point que l'affection s'est manifestée chez un sujet qui n'a jamais présenté le moindre symptôme pouvant se rattacher à la diathèse scrofuleuse.

Il s'agit d'un homme de 42 ans, M. A..., d'Ambert, atteint il y dix ans d'une petite tumeur siégeant au centre de la joue droite. Le mal resta pendant un certain temps localisé au même endroit ; puis, peu à peu, d'autres tumeurs survinrent autour de la première et envahirent toute l'étendue de la joue, pendant que d'autres se manifestèrent à la joue gauche, au menton et au cou ; malgré l'usage de l'huile de foie de morue, du vin de quinquina et de l'iodure de potassium à l'intérieur, et d'une pommade au turbith minéral appliquée matin et soir sur les lésions lupeuses, les tubercules finirent par s'ulcérer. Il y eut des alternatives ; tantôt l'affection paraissait s'améliorer et s'arrêter dans sa marche, et tantôt, sans cause connue, elle faisait des progrès assez rapides. Enfin, le malade vint à La Bourboule le 16 juin 1888.

Comme chez le malade de l'obs. II, il existe sur les joues, sur le menton et sur le cou quelques petites cicatrices rougeâtres, et des groupes de tubercules les uns intacts, les autres ulcérés. Ces ulcérations sont superficielles, les bourgeons charnus sont ou granuleux, atoniques et saignants, ou recouverts d'excroissances épaisses, semblables à des verrues.

Le traitement est le même : chaque jour, Eau en boisson à la dose de trois verres, pulvérisation au tamis, lotions d'eau minérale ; quelques jours après, douches de vapeur sur les régions atteintes, cautérisations deux fois par semaine, soit avec le crayon de nitrate d'argent, soit avec le nitrate acide de mercure, ou rugination avec la curette de Volkmann.

Cette manière d'agir produit un résultat remarquable. La cure dure 40 jours ; la cicatrisation est alors presque complète partout ; et, où les ulcérations persistent encore, les bourgeons sont de bonne nature, et tout porte à croire que ces ulcérations ne tarderont pas non plus à se cicatriser.

Je conseille à M. A... de boire de l'eau de La Bourboule à domicile, à la dose de deux verres par jour, pendant les mois d'octobre, de décembre, de février et d'avril, et de revenir à la station l'année suivante.

Obs. XIV. — *Lupus tuberculeux des deux joues et de la jambe droite.*

Mlle Antoinette P.., 20 ans, de Saint-Rémy (Puy-de-Dome), présente tous les caractères de la diathèse strumeuse : blépharites ciliaires, coryza chronique, tuméfaction de la lèvre supérieure, cicatrices consécutives à des adénites cervicales suppurées. En outre, depuis l'âge de 15 ans, époque où elle a été réglée pour la première fois, les règles ne se sont montrées que rarement, à des intervalles très éloignés. Depuis trois ans, elle est atteinte de lupus tuberculeux aux deux joues, et à la partie moyenne et postérieure de la jambe droite. Ces lupus ont débuté par une petite grosseur, au dire de la malade, à peine perceptible au toucher; autour de cette tumeur primitive d'autres ont apparu progressivement, et l'affection s'est propagée de façon à envahir presque complètement les deux joues, et à atteindre au membre inférieur les dimensions d'une pièce de 5 francs en argent. Ces lésions ne se sont jamais ulcérées ; mais elles sont le siège d'une quantité considérable de granulations dures, résistantes, et de volumes variables ; la peau au niveau de ces tubercules a changé de coloration et est devenue luisante et violacée.

A l'arrivée de la malade à La Bourboule, le 30 juin 1888, je lui prescris le traitement suivant :

Eau en boisson, un verre par jour en quatre fois, deux quarts de verre le matin et deux quarts de verre dans la soirée. Bain à 35 degrés centigrades, de demi-heure de durée (Mlle P... aura le soin de laisser les deux joues le plus longtemps possible en contact avec l'eau du bain) ; dans la journée et le soir applications de compresses imbibées d'eau minérale.

Le 6 juillet, la quantité d'eau à boire chaque jour est augmentée d'un verre ; et en plus du traitement externe précédent, la malade prend une pulvérisation au tamis pendant 40 minutes. Vers le 12 juillet il se manifeste dans les nodosités quelques symptômes de résorption ; les tubercules sont moins durs, et leur nombre a un peu diminué. Pour faciliter et activer cette résorption, je conseille un bain à température croissante, au lieu du bain à température uniforme : 35 degrés centigrades au début, puis successivement 36, 37 degrés pour finir par 38. De plus, trois verres d'eau en boisson, au lieu de deux. Mlle P. continue de la sorte pendant 18 jours ; et au moment de son départ de la station, à la fin du mois de juillet, l'amélioration est très notable ; les trois quarts au moins des granulations se sont résorbés, soit dans le lupus des joues, soit dans le lupus de la jambe ; la peau a repris sur une grande surface sa coloration normale, et il y a une tendance manifeste à la guérison.

Obs. XV. — *Lupus ulcéreux de la joue droite.*

La malade qui fait le sujet de cette observation est encore une scrofuleuse, Marie P..., 19 ans, de Thiers (Puy-de-Dome) née de parents mal portants, a toujours vécu dans un appartement mal aéré, malsain, humide ; aussi dès son enfance a-t-elle eu des engorgements ganglionnaires, un abcès au niveau de la septième côte à droite ; puis, plus tard, un gonflement des deux genoux qui a rétrocédé assez facilement sans aboutir à la tumeur blanche, un spina ventosa au médius de la main gauche, et enfin, à quinze ans, à la joue droite, un lupus tuberculeux qui s'est ulcéré deux ans après son apparition. La jeune fille n'est pas encore réglée ; elle a de l'inappétence, de l'anorexie, des céphalalgies fréquentes, et assez souvent de la fièvre le soir.

Un de mes confrères me l'adresse à La Bourboule le 24 juillet 1888. La description du lupus dont elle est atteinte est la même que celle de tous les autres : rougeur caractéristique, tubercules confluents, nodosités apparentes au toucher, et, au centre, ulcération à bords granuleux et saignants, recouverte d'une croûte grisâtre très adhérente.

Traitement : Un verre d'eau de La Bourboule pris en quatre fois dans la journée ; pulvérisation au tamis pendant une demi-heure, et enfin pour réagir contre l'état général, douche écossaise de deux minutes de durée.

L'eau en boisson étant bien supportée et ne produisant aucun trouble du côté des voies digestives, je fais augmenter tous les trois jours la dose d'un demi-verre jusqu'à ce que la malade soit arrivée à en prendre trois verres par jour. En outre dans la soirée, lotions d'eau minérale sur la joue droite, et applications de compresses imbibées de la même eau et maintenues en place pendant deux heures consécutives. En se couchant, pansement de l'ulcération avec une pommade iodoformée.

Grâce à cette médication, il survient bientôt un mieux sensible dans l'état général et dans la lésion locale ; cette amélioration s'accroît de plus en plus ; la plaie ulcéreuse est guérie en quinze jours ; et le 20 août, jour du départ, les granulations lupeuses qui d'abord étaient nombreuses à la périphérie de l'ulcère ont disparu presque entièrement ; celles qui restent sont molles, petites et en bonne voie de régression.

La malade boira l'hiver suivant vingt-cinq bouteilles d'eau de La Bourboule, et prendra aussi de temps en temps de l'huile de foie de morue.

Obs. XVI. — *Lupus tuberculeux et ulcéreux de l'aile du nez.*

Mme X..., 48 ans, du département de l'Aude, adressée par un confrère, vint à La Bourboule le 7 août 1888 pour se guérir d'un lupus tuberculeux et ulcéreux de l'aile droite du nez qui existe depuis environ 15 ans. C'est une femme maigre, nerveuse, n'ayant jamais eu de manifestations strumeuses, ayant toujours été bien réglée jusqu'à l'âge de 45 ans, et qui est mère de deux enfants bien portants.

Il y a 15 ans, une petite tumeur s'est montrée tout à coup, sans cause connue, sur l'aile droite du nez, d'autres sont venues ensuite, et, malgré les différents moyens mis en usage pour combattre cette affection, le mal a gagné peu à peu en surface et en profondeur, si bien que dix-huit mois après le début une ulcération s'est produite et a détruit insensiblement la peau, le tissu cellulaire, les muscles et le cartilage de l'aile du nez. Il y a eu ensuite un temps d'arrêt d'assez longue durée dans la marche du lupus ; mais il y a deux ans l'affection a reparu de nouveau ; d'autres tubercules ont apparu, et il s'est fait une nouvelle ulcération sur les bords de la perte de substance existant auparavant.

Aujourd'hui, voici ce que l'on constate: le nez paraît très petit ; l'aile droite du nez est rétractée ; au milieu se trouve une perte de substance qui s'étend jusqu'au bord et qui est grande au point de permettre l'introduction du doigt auriculaire. A la périphérie il existe une ulcération de 3 à 4 millimètres, à bords granuleux et blafards, et, plus loin, quelques petites nodosités dans les couches profondes du derme et parfaitement manifestes au toucher. La muqueuse nasale est à l'état normal. L'état général est excellent.

Traitement : Chaque jour, un verre et demi d'eau minérale en boisson, pulvérisation au tamis et irrigation nasale ; le soir, lotions sur le nez, et enfin pommade à l'oxyde de zinc. Tous les trois jours, cautérisation des bords de l'ulcération et cautérisation des tubercules au moyen d'un crayon pointu d'azotate d'argent, que je fais pénétrer aussi profondément que possible. Une certaine amélioration ne tarde pas à se produire, et à la fin de la cure, 40 jours après l'arrivée de la malade à La Bourboule, la guérison est complète.

J'engage Mme X... à continuer l'usage de l'eau minérale en boisson et en pulvérisations, et à revenir pendant la saison de 1889. Si, ce que j'espère, l'affection n'a pas récidivé, une petite opération anaplastique suffira plus tard pour réparer la perte de substance.

En passant en revue les seize Observations que nous venons de citer, nous trouvons 5 cas de Lupus chez les hommes, et 11 cas — un peu plus du double — chez les femmes. Sur ces 16 malades l'affection s'est déclarée pendant l'enfance et la jeunesse dans presque la moitié des cas — 6 femmes ont été atteintes de 9 à 20 ans —, huit fois dans l'âge adulte — les 5 hommes, de 25 à 42 ans, et 3 femmes de 24 à 33 ans —, et enfin chez 2 femmes à l'époque de la ménopause. Au point de vue des causes générales diathésiques, nous n'avons jamais trouvé d'antécédents syphilitiques chez aucun malade ; mais la scrofule a fourni un contingent de 56 p. 100 — 2 hommes et 7 femmes —, et chez 7 lupiques, c'est-à-dire dans une proportion de 44 p. 100, il nous a été impossible de reconnaître aucun antécédent strumeux ni aucune hérédité tuberculeuse. Le Lupus tuberculeux et tuberculo-ulcéreux s'est montré 12 fois sur 16 — 75 p. 100, — le lupus érythémato-tuberculeux 3 fois, et la variété érythémateuse, une fois.

Au point de vue du siège de la maladie, ce sont les joues qui ont été le plus souvent atteintes (10 fois) ; puis, par ordre de fréquence, le nez 7 fois, le cou 3 fois, enfin la lèvre supérieure, les paupières, le menton, le membre supérieur et le membre inférieur, chacun une fois ; et, par propagation, les muqueuses 4 fois.

La guérison a été complète dans 13 cas, puisqu'elle se maintient depuis trois, quatre et cinq ans. Nous ne parlons pas des trois dernières Observations ; il y a bien eu après le traitement thermal disparition de tous ou presque tous les symptômes morbides, mais le laps de temps écoulé n'est pas encore assez long pour permettre de pouvoir porter déjà un jugement definitif. Toutefois, en se basant sur les faits précédents, on peut conclure par analogie qu'il n'y aura pas non plus de récidive.

Si nous considérons maintenant le mode de traitement de toutes ces variétés de Lupus, nous voyons que le traitement hydro-minéral a été souvent combiné avec un traitement mécanique. Ainsi, chez quelques malades, il a fallu avoir recours à des scarifications ponctuées ou linéaires, chez d'autres à des raclages avec la curette, chez d'autres enfin à des cautérisations au thermo-cautère, avec le nitrate acide de mercure, et surtout avec le crayon de nitrate d'argent ; les lésions étaient tellement profondes, tellement étendues, que le traitement thermal seul semblait être impuissant à déterminer la guérison. Mais, en laissant de côté l'emploi de quelques topiques externes tels que des pommades boriquées ou iodoformées, on voit que dans quatre cas le traitement par l'Eau de La Bourboule a suffi pour faire disparaître toutes les lésions ; et cependant nous avions affaire à un lupus ulcéreux (Obs. III et Obs. XV), à un lupus érythémato-tuberculeux (Obs. IV) et à un lupus tuberculeux (Obs. XIV). On peut se demander, il est vrai, si dans les douze cas où les moyens mécaniques, scarifications, raclages, cautérisations, ont été employés concurremment avec l'Eau minérale, ils n'auraient pas pu produire à eux seuls le même résultat favorable. Cela est possible, étant donnés les heureux effets constatés chaque jour, grâce à leur usage, dans les différents services de l'hôpital Saint-Louis à Paris, et les faits nombreux rapportés par les divers auteurs qui ont écrit sur la dermatologie. Mais il n'en est pas moins certain que l'adjonction du traitement thermal a été des plus salutaires; car, sans parler de l'heureux résultat produit sur l'état général des malades, la durée de l'affection a été singulièrement restreinte. On peut donc conclure que le traitement par l'Eau de La Bourboule, intus et extra, est éminemment efficace contre les diverses formes et les diverses variétés de Lupus, puisque d'un côté, par son seul usage, les lésions disparaissent assez fréquemment, et que, d'autre part, employé avec les moyens mécaniques usités en pareil cas, il aide puissamment à la guérison.

Comment agit l'Eau de La Bourboule? Y a-t-il dans sa composition quelques éléments prépondérants? Est-ce le chlorure de sodium, est-ce l'arsenic qui produit les effets constatés? ou bien faut-il attribuer ces résultats à l'Eau minérale tout entière, et non à tel ou tel principe au détriment de tel ou tel autre?

Avant de résoudre cette question, nous devons tâcher d'élucider la suivante : de quelle nature est le Lupus? est-il de nature scrofuleuse, syphilitique, tuberculeuse? est-ce une affection idiopathique? est-ce une affection microbienne?

Cette question a toujours été des plus controversées Sans remonter jusqu'à Jean Dolée, au commencement du dix-huitième siècle, et à Willan et à Bateman qui, près de cent ans après, ont donné le nom de Lupus à des ulcères rongeants et à des productions tuberculeuses siégeant de préférence au visage, nous voyons que la plupart des auteurs ont rattaché cette affection à la diathèse scrofuleuse, tout en lui reconnaissant d'autres causes. Ainsi, pour Biett, Cazenave, Rayer, Gibert, Baumès, Alibert, etc., le Lupus peut être ou scrofuleux, ou syphilitique ou idiopathique; pour Michaelis, Weiel, Hébra, Bazin. Gintrac, etc., c'est une scrofulide ou une syphilide maligne; Devergie, Milcent, Hardy, Lailler, etc., lui reconnaissent une seule cause, la scrofule. Comme on le voit, les opinions sont contradictoires ; et, comme le dit Bazin (art. Lupus, du Dictionnaire encyclopédique des Sc. méd.), « le Lupus » de Willan et Bateman n'est pas celui de Biett et de Cazenave, » qui ne l'entendent pas de la même façon que Rayer, Gibert » et Devergie... et l'école d'Alibert ne nous offre pas moins de » divergences. Chaque dermatologiste qui paraît sur la scène » croit pouvoir interpréter le Lupus à sa manière, l'adapter à » ses vues, ajouter ou retrancher à sa signification. Il n'est » pas jusqu'au terme lui-même qui n'ait eu à subir ses vicis- » situdes, lupus pour ceux-ci, esthiomène pour ceux-là, dartre » rongeante pour d'autres, etc., sans parler des désignations » secondaires. »

Plus tard, avec les recherches anatomo-pathologiques, la question a changé de face. Auspitz, Neumann, Lang, Klebs, Schüppel, Friedlander, Colomiatti, Chandelux, Larroque, etc., trouvèrent dans les nodosités jeunes du lupus un grand nombre de *cellules géantes;* et, comme ces cellules avaient toujours été considérées comme exclusives au tubercule, on en conclut que le lupus était uniquement une tuberculose de la peau. Mais, selon Kaposi, « ce qui est certain, c'est que ces *cellules géantes* » ne se trouvent pas seulement dans le tubercule, mais dans » toute sorte de tissus, dans les gommes, les sarcomes, et » même dans le tissu de granulation. Leur présence dans la » nodosité du lupus n'autorise donc plus à considérer celle-ci » comme du tubercule, etc. » (Kaposi : Leçons sur les Maladies de la peau.) On est allé plus loin encore, et la confusion n'a pas tardé à devenir complète. Lugol, Milcent, Graves prétendent que tous les cas de tuberculose se rapportent à la scrofule, tandis que Friedlander, Schüppel, Kœster, Brissaud, etc. nient l'existence de la scrofule et affirment que toutes les lésions prétendues scrofuleuses ne doivent être regardées que comme des lésions de nature tuberculeuse. Ainsi, pour les uns, le Lupus n'est et ne peut être que scrofuleux ; pour les autres, c'est une tuberculose locale, et rien autre.

La découverte du bacille tuberculeux devait jeter un jour tout nouveau dans la question, et permettre de déterminer la nature des lésions observées. Théoriquement en effet, devaient être de nature tuberculeuse les lésions où l'on constatait la présence du bacille de Koch, et par contre devaient être de nature scrofuleuse les lésions où l'on ne rencontrait pas de bacille.

« Les expériences de Leloir, Cornil, Koch, etc. ont démontré » la transmissibilité de la tuberculose sériaire aux animaux » inoculés avec des fragments lupeux, et l'existence dans les » produits de la maladie artificielle des bacilles spécifiques de » la tuberculose. Une démonstration essentielle restait à obte- » nir, c'était de découvrir chez l'homme, dans les tissus mor- » bides du Lupus, le micro-parasite. On peut dire actuellement » que la présence de ces bacilles est un fait acquis à la science, » du moins pour un bon nombre de cas, ainsi que le démon- » trent les recherches de Doutrelepont, de Pfeiffer, de Demme, » et enfin celles plus récentes de Koch. Toutefois il faut, pour » les rencontrer, examiner un grand nombre de coupes au mi- » lieu desquelles ils sont très rares. Quelquefois même, ils » manquent complètement, ainsi qu'il résulte des investiga- » tions de Malassez et de celles de Morisson..... Le critérium » microbien permet donc de considérer le lupus comme une » manifestation de la tuberculose, mais on doit reconnaître » qu'il présente des particularités distinctives qui nécessitent » son classement dans une catégorie spéciale de l'infection » tuberculeuse. La rareté de ses bacilles, la lenteur d'évolu- » tion que revêt la maladie transmise par inoculation, lui » constituent comme une note personnelle que Cornil et Leloir » ont bien traduite en disant que le lupus est l'expression » d'une *tuberculose atténuée*...

» Nous pouvons conclure qu'il existe des lupus vulgaires en » rapport de cause à effet avec des microbes pathogènes, qu'on » a cultivés et inoculés avec succès; ces microbes sont ceux » de la tuberculose et impliquent par conséquent l'origine tu- » berculeuse de ces lupus. Le nombre restreint de micro-pa- » rasites se joint à la lenteur d'évolution de la maladie expé- » rimentale qu'ils déterminent, pour les faire rattacher à un » virus atténué, etc..... » (Masse. — Art. Peau (pathologie), in Dict. encyclop. des sc. méd.).

Ainsi, dans l'état actuel de la science, le lupus est le plus souvent de nature tuberculeuse ; mais, comme malgré les plus patientes recherches et les expériences les mieux conduites il a été quelquefois impossible de trouver dans les lésions lupeuses le microbe caractéristique, nous croyons qu'on peut en déduire que parfois l'affection est nettement de nature scrofuleuse. Nous pensons en effet que la scrofule et la tuberculose ne se confondent pas toujours entre elles ; très souvent, il est vrai, la scrofule est une tuberculose atténuée, une tuberculose naissante, et les manifestations scrofuleuses de la troisième et de la quatrième périodes relèvent sans contredit de la tuberculose; mais, ainsi que le dit Grancher « la scrofule » a son domaine et la tuberculose le sien, et dans la première » période et fréquemment dans la seconde la scrofule est pure » et n'a que des rapports lointains d'étiologie avec le tuber- » cule. »

On comprend l'action qu'exerce l'Eau minérale de La Bourboule sur les lupus de nature franchement scrofuleuse; mais il n'en est pas de même pour les autres cas de lupus qui ne sont qu'une tuberculose atténuée et qui renferment dans leurs tissus le bacille de Koch. Les affections scrofuleuses en effet ont été dès le début et sont demeurées au premier rang de toutes celles dont la guérison a établi la renommée de notre station thermale. « Les Eaux de La Bourboule, dit Rotureau, » sont indiquées spécialement contre la scrofule à toutes ses » périodes, depuis le lymphatisme jusqu'aux caries et aux né- » croses osseuses accompagnant le degré le plus avancé de la » diathèse strumeuse..... Nous ne devons point entrer ici » dans la question de savoir comment et en vertu de quels » principes elles agissent dans les manifestations diverses de » la scrofule. Que l'on ait affaire à une scrofulide ou à toute » autre lésion, les Eaux de La Bourboule à l'intérieur et à » l'extérieur conduisent souvent les malades à une prompte » amélioration, et plus tard à une guérison complète. »

D'ailleurs, les principes constituants des Eaux de La Bourboule, et surtout le chlorure de sodium et l'arséniate de soude, ont toujours été employés pour combattre la scrofule. « Le » chlorure de sodium joue un rôle important dans la médica-

» tion scrofuleuse. On sait tous les services que rend l'eau de » mer en bains et en douches dans la scrofule sous toutes ses » formes. Ici le sel marin est le principal agent thérapeutique. » C'est encore à lui que bon nombre d'eaux minérales doivent » leur efficacité... . Il n'agit point sur les produits strumeux » comme l'iodure de potassium, ou le mercure sur ceux de la » syphilis ; son action consiste à modifier la nutrition en sti- » mulant les fonctions digestives, en excitant l'hématose ; il » s'attaque donc surtout à la chlorose ou à l'anémie qui ac- » compagne la scrofule (Gubler); c'est dans les formes torpides, » chez les sujets à constitution éminemment lymphatique, que » cette médication nous paraît surtout indiquée. » (Dict. encyclop. des sc. méd.).

Et Durand-Fardel :

« Les Eaux chlorurées sodiques, telle est la médication spé- » ciale des scrofules.... C'est un médicament qui, pris sur les » lieux d'origine et suivant les modes appropriés, possède à un » haut degré la propriété de modifier dans un sens favorable, » les constitutions lymphatiques et scrofuleuses, et de résou- » dre les manifestations diathésiques les plus profondes et les » plus considérables, etc. »

D'autre part, Bouchut déclare : « Que de tous les médica- » ments qu'il a employés contre la scrofule, l'arséniate de » soude est celui qui lui a procuré les résultats les plus satis- » faisants. Tonique et corroborant, il exerce là une action » énergique sur la nutrition des tissus, et améliore sensible- » ment les sujets en tant que ceux ci ne sont point parvenus à » un état cachectique trop avancé. Ce remède guérit les mani- » festations locales, superficielles et bornées à la peau, aux » muqueuses et aux glandes lymphatiques suppurées. »

Toutefois, il ne faut pas selon nous faire une part exclusive au chlorure de sodium ou à l'arsenic dans la guérison du lupus ; tous les principes de l'Eau de La Bourboule y contribuent. Une eau minérale n'est pas en effet une préparation pharmaceutique composée de tels ou tels éléments ; c'est un tout complexe où il faut tenir compte non seulement de la composition chimique, mais encore de la thermalité, de l'état électrique, de la matière organique que cette eau contient.

Tout agit dans une eau minérale, et il est difficile de démêler les propriétés intrinsèques et absolues des agents qui composent la médication thermale, quoique l'observation et l'expérience prouvent que ce sont les principes dominants qui déterminent la plus grande partie des effets produits et des indications remplies.

L'Eau de La Bourboule stimule énergiquement la nutrition et rétablit les fonctions d'assimilation troublées ou perverties ; il y a une transformation, un *remontement* pour ainsi dire de l'état général ; et, par suite de cette influence sur tout l'organisme, les manifestations locales s'améliorent et finissent par disparaître. Cela est si vrai que dans les quatre observations relatées plus haut où le traitement hydro-thermal a été employé seul sans recourir aux moyens mécaniques (obs. III, IV, XIV et XV), les sujets étaient tous manifestement scrofuleux.

Mais comment agit l'Eau de la Bourboule dans les lupus de nature tuberculeuse caractérisés par la présence du bacille de Koch ? Est-ce en détruisant sur place le micro-organisme, au moyen des pulvérisations, des lotions, des douches, etc. en un mot de l'ensemble des moyens externes? Ou bien y a-t-il une action toute spéciale de l'arsenic pris à l'intérieur, comme le croit le docteur Lessen ? Ces deux hypothèses ne sont guère probables. Nous sommes plutôt enclin à croire que les différentes manœuvres mécaniques telles que scarifications, raclages, cautérisations, détruisent le bacille pathogène en détruisant les nodosités, les granulations lupeuses, et qu'ensuite l'Eau de La Bourboule amène la guérison définitive en modifiant avantageusement la nutrition générale. Quoi qu'il en soit, le fait existe; grâce à l'Eau minérale de La Bourboule, on obtient d'excellents résultats dans le traitement du Lupus ; c'est ce que nous avions à tâche de prouver en commençant cette étude, et ce que démontrent clairement toutes nos observations.

301. — Paris. — Imp. Raimon & Roudhiol, 61, r. Rodier.

www.ingramcontent.com/pod-product-compliance
Ingram Content Group UK Ltd.
Pitfield, Milton Keynes, MK11 3LW, UK
UKHW020408220726
13923UKWH00004B/1820

9 782019 240554